AF457696

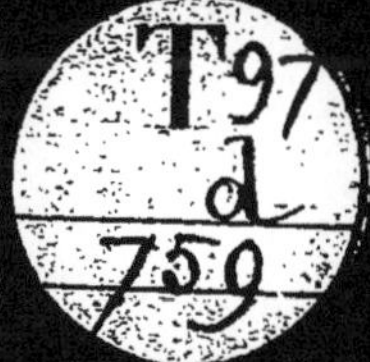
T97
d
759

DUBOUSQUET-LABORDERIE et Léon DUCHESNE

N° 21 1898

BIBLIOTHÈQUE NATIONALE BF IMPRIMÉS

CONTRIBUTION A L'ÉTUDE DE LA PATHOGÉNIE ET DE LA PROPHYLAXIE

DE LA

TUBERCULOSE

Travail sur l'immunité de certaines familles de Saint-Ouen (Seine) contre la tuberculose.

Td 97 759

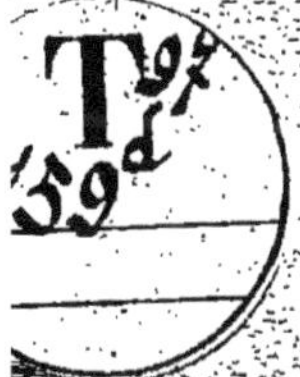

CLERMONT (OISE)
IMPRIMERIE DAIX FRÈRES
PLACE SAINT-ANDRÉ, 3

1897

DÉPÔT LÉGAL
OISE
Nº 24
1898

CONTRIBUTION A L'ÉTUDE DE LA PATHOGÉNIE ET DE LA PROPHYLAXIE

DE LA

TUBERCULOSE

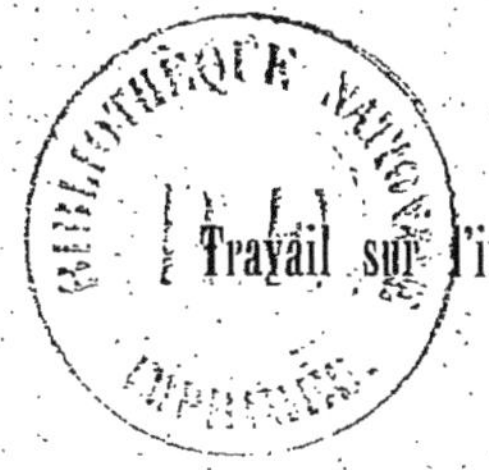

Travail sur l'immunité de certaines familles de Saint-Ouen (Seine) contre la tuberculose

PAR MM. LES DOCTEURS

DUBOUSQUET-LABORDERIE et Léon DUCHESNE

CLERMONT (OISE)
IMPRIMERIE DAIX FRÈRES
3, PLACE SAINT-ANDRÉ, 3

1897

CONTRIBUTION A L'ÉTUDE DE LA PATHOGÉNIE & DE LA PROPHYLAXIE

DE LA

TUBERCULOSE

Travail sur l'immunité de certaines familles de Saint-Ouen (Seine) contre la tuberculose

PAR MM. LES DOCTEURS

DUBOUSQUET-LABORDERIE et Léon DUCHESNE

I

Exposé du sujet. — Considérations générales.

Depuis 14 ans nous avons été vivement surpris d'un fait qui comporte un double intérêt, un intérêt doctrinal et un intérêt pratique : l'immunité que présentent certaines familles contre la tuberculose, et nous venons aujourd'hui vous exposer les recherches que nous avons longuement poursuivies à ce sujet, dans une localité où la tuberculose fait d'ailleurs de très nombreuses victimes. Le dernier recensement donne pour Saint-Ouen, plus de 30.000 habitants, la population augmentant d'environ 5 à 6.000 âmes entre chaque période censitaire, et nous trouvons, qu'en dix ans, de 1885 à 1894, il y a eu, à domicile, 1.248 décès par phtisie et autres manifestations tuberculeuses. Nous n'avons pas exactement le chiffre des décès hospitaliers, mais il est au moins d'un tiers en plus, soit au minimum 1.600 décès en 10 ans. (*Diminution de la fièvre typhoïde à Saint-Ouen. — Acad. de méd. — Soc. de médecine et chirurgie pratiques.— Gazette des hôpitaux et Journal de médecine de Paris*, 1895.— *Dubousquet-Laborderie et Léon Duchesne.*)

Nous annexons à la fin de notre travail la liste de 98 familles comptant 511 membres, qui, depuis 14 ans, n'ont pas présenté un seul décès par tuberculose et parmi lesquelles nous n'avons observé pendant le même temps qu'un seul malade atteint de tuberculose pulmonaire et dont nous parlerons plus loin. Nous avons noté exactement sur la liste annexée tous les cas de mort, *avec le diagnostic*, survenus dans ces familles depuis 1883. Nous ne comprenons dans chaque famille que la simple agglomération de cette famille composée le plus souvent des grands-parents et de leur descendance directe, enfants et petits-enfants. Mais le plus grand nombre de ces familles, portant le même nom, issues de la même souche, originaires de Saint-Ouen, ou y habitant depuis fort longtemps, ont encore contracté de nombreuses alliances entre elles par des mariages consanguins qui y sont presque la règle. Ces familles sont composées d'agriculteurs : leurs habitudes et habitations sont similaires. Elles habitent le vieux Saint-Ouen, partie la plus salubre de la localité (*Etude sur le choléra de Saint-Ouen en 1892. — Dubousquet-Laborderie. Soc. de médecine pratique. — Soc. d'Editions scientifiques, 1892*), où les jardins, les parcs, les champs entretiennent autour des habitations une circulation d'air très salutaire. Les habitations de ces familles sont généralement isolées, entourées de jardins, les pièces y sont aérées, et dans un état de propreté très convenable. Leurs maisons ne constituent pas ce marais aérien, dont parle Michel Lévy, ni cette saumure respiratoire de Peter, qui ont une influence si considérable sur la production, l'entretien et la propagation des maladies contagieuses. Aussi cette partie de la population est loin d'être éprouvée par la morbidité comme le sont les autres habitants de la localité, puisque, d'après nos recherches remontant à 1870, la mortalité y est très faible et ne dépasse pas 15 pour 1000, lorsqu'elle est montée jusqu'à 25 pour 1000 pour les autres habitants. On voit dans ces familles un assez grand nombre de vieillards dont plusieurs ont dépassé 80 ans. Dans ces familles, la race, comme taille et comme force, est au-dessus de la moyenne, le thorax est développé et le tempérament sanguin y domine avec l'arthritisme qui est un mauvais terrain pour la culture de la tuberculose (*L. Landouzy : Comment et pourquoi on devient tuberculeux, leçon clinique de la Charité, in Progrès médical, 1882*). Il n'y a pas de roux dans ces familles, c'est assez dire que le terrain « *vénitien* » que Landouzy a montré si propice à la germination bacillaire s'y rencontre aussi peu que possible (*Terrains tuberculisables : prédispositions et immunités tuberculeuses par L. Landouzy. Premier Congrès de la tuberculose, 1888, et Revue d'hygiène, 1888*).

Les enfants y présentent rarement ces engorgements ganglionnaires du cou si communs dans la population infantile ; ils résistent fort bien à la coqueluche, à la rougeole, aux bronchites, que nous voyons faire de nombreuses victimes dans les agglomérations ouvrières avoisinantes.

Depuis 14 ans, nous n'avons observé dans ces familles qu'un seul cas de tuberculose : il s'agit d'un jeune homme, qui, contrairement aux habitudes de ses compatriotes, était entré dans une grande administration de Paris où très probablement il a pris le germe de sa maladie ; il fut atteint, il y a six ans, de bronchite, puis d'abondantes hémoptysies avec signes très nets de tuberculose du sommet du poumon droit. Envoyé par nous, pendant deux hivers de suite en Algérie, il a abandonné sa situation à Paris pour prendre une profession s'exerçant au grand air, et sa santé actuelle est aussi bonne que possible, les signes pulmonaires sont à peine marqués et sa femme avec leurs deux enfants restent indemnes jusqu'à présent. Dans ses antécédents, soit héréditaires, soit personnels, il nous a été impossible de découvrir rien qui ressemble de près ou de loin à la tuberculose. Depuis 1883, nous le répétons, nous n'avons observé dans ces familles aucune autre manifestation tuberculeuse, mais il restait à savoir si, antérieurement à 1883, la même immunité existait dans ces 98 familles ? Nous avons vérifié la mortalité de ces familles depuis 1870 et cette vérification rétrospective reste aussi muette que notre propre et directe observation de ces 14 dernières années. Nous avons relevé : quelques morts subites et accidentelles, par variole en 1870 et les deux années suivantes, par affection du cœur, pneumonie et affections catarrhales de la poitrine (asthme et emphysème), chez des vieillards, par apoplexies et paralysies, cancer, par fièvre typhoïde, mais pas un seul décès par phtisie ou affections osseuses chroniques, un seul décès par méningite sans autre indication ni épithète.

Tous ces cultivateurs sont très riches, riches ou pour le moins très aisés. Leur nourriture, où la viande joue un grand rôle, est plus substantielle que celle habituelle aux paysans, ce qui contribue à entretenir leur vigueur, d'autant, qu'en certaines saisons, ils font une grande dépense de forces (*culture de la vigne et des asperges, surveillance diurne et nocturne des champs, voyages aux halles, etc., etc.*). Ils sont généralement sobres, boivent du vin du pays qu'ils font eux-mêmes, et si parfois ils en boivent trop, il est peu dangereux comme degré alcoolique et ils l'éliminent vite en travaillant au grand air. Depuis une dizaine d'années environ, les excès alcooliques, cependant, deviennent plus fréquents parmi eux, nous avons observé quelques cas de cirrhose, ce qui pourrait bien d'ici quelques années créer des déchéances organiques et fonctionnelles chez les descendants de ces buveurs et faire perdre à cette race sa réelle immunité contre la tuberculose qui viendrait alors la décimer comme elle décime, le plus souvent par contagion *« maisonnière »*, les familles voisines du groupe privilégié dont nous faisons l'histoire. Par leurs voyages quasi-quotidiens à Paris, aux halles, les hommes de ces familles immunisées se sont incessamment trouvés exposés, comme tous les gens des grandes villes, au germe si ubiquitaire de la tuberculose, et ils y restent réfractaires, au moins jusqu'à présent. Les jeunes gens eux-mêmes conservent cette immunité : la preuve en est qu'ils échappent à la tuberculose durant leur période de service militaire et qu'ils savent ne pas se tuberculiser à la caserne où les contagions de chambrées sont si fréquentes ; la preuve en est que depuis 1870, nous relevons que 72 jeunes hommes de ces familles sont partis pour le régiment dont 7 dans les sections d'infirmiers. Sur ces 72, deux seulement sont morts, l'un de la variole en 1871 et le 2e de la fièvre typhoïde pendant l'épidémie qui a sévi à Saint-Ouen en 1888. Aucun d'eux n'a présenté, soit au régiment, soit depuis la rentrée au foyer, d'accidents tuberculeux quelconques, rien même qui ressemble à ces cas de typho-bacillose sur lesquels le professeur Landouzy a si heureusement appelé l'attention. (*Semaine médicale*, 1884.)

On peut nous faire le reproche d'établir nos données sur des chiffres trop faibles, mais 98 familles avec 511 membres et ces 72 jeunes gens restés indemnes pendant 27 ans de leurs séjours successifs dans un milieu essentiellement bacillifère, constituent de fortes preuves en faveur de la thèse que nous soutenons, lorsqu'on songe que les statistiques si souvent citées de Louis et de Briquet ne comptaient que 31 et 98 cas !... D'autant que les phtisiques des hôpitaux, comme le remarque justement Straus dans son livre (*La Tuberculose et son Bacille*), ne constituent pas un milieu favorable à une enquête de ce genre ; ils sont trop indifférents, insouciants et n'attachent que peu d'importance à la nature de l'affection qui a emporté leurs ascendants. Dans la pratique des grandes villes on se heurte à d'autres difficultés : les familles cherchent souvent à dissimuler les affections auxquelles ont succombé leurs parents, quand il s'agit d'une maladie héréditaire, et, comme le fait observer Bergeret d'Arbois, dans un mémoire qui frappa vivement l'attention (*La Phtisie pulmonaire dans les petites localités. — Annales d'hygiène et de médecine légale, 1867*), les médecins des grandes villes ne sont pas dans une situation aussi favorable que ceux des petites localités, pour suivre les affections contagieuses pas à pas, d'un malade à un autre, tant est grand, dans les villes, le mouvement, tant est confondu le pêle-mêle, qui rompent le fil conducteur qui devrait servir à se retrouver dans le dédale des contagions. Dans les petites localités, au contraire, l'observateur peut suivre aisément la marche des maladies contagieuses sans en perdre la trace. Placé dans ces dernières conditions, vivant depuis 14 ans, au milieu de ces familles, ayant leur confiance, l'un de nous a pu suivre individuellement chacune des santés et interroger chacun de leurs membres tout à loisir. Les vieillards nous ont affirmé bien souvent que jamais ils n'avaient vu ou entendu dire qu'il y ait eu des poitrinaires parmi eux et nous les croyons sincères, persuadés que l'immunité de ces familles est fort ancienne, au même titre que nous sommes certains de leur immunité depuis que nous les observons directement. Comme nombre, notre enquête est une de celles qui se rapprochent le plus de celle de Leudet, de Rouen, laquelle comprend 143 familles avec 1485 individus sur lesquels Leudet compte 312 tuberculeux. Nous voyons dans le travail du professeur de Rouen que 55 familles avec 415 membres n'ont présenté qu'un seul tuberculeux par famille, si bien que Leudet, comme nous, considérait certaines familles comme réfractaires. Il faut observer que Leudet exerçait dans une grande ville et non parmi des agriculteurs qui, d'après toutes les statistiques antérieures, sont la classe de la société présentant le moins de cas et de décès de tuberculose.

La tuberculose, est de toutes les maladies humaines, l'affection la plus meurtrière : sur une mortalité générale annuelle de 22 pour 1000, qui est celle des pays civilisés, 3 sur 1000 vivants succombent à la phtisie, qui est donc à la mortalité totale dans le rapport de 3 : 22, c'est-à-dire que le 7e de l'ensemble des décès est dû à la phtisie. Cette proportion serait encore notoirement plus forte si l'on faisait entrer en ligne de compte, au lieu de la phtisie seule, les manifestations de la tuberculose autres que les manifestations pulmonaires, à savoir la tuberculose cutanée, intestinale, génitale, osseuse, hépatique, méningée (STRAUS. *La Tuberculose et son bacille*).

L'augmentation de la phtisie dans la plupart des pays civilisés est surtout due à l'émigration des ruraux vers les villes, Verneuil et Lancereaux l'ont fait parfaitement ressortir : la civilisation intervient dans cette progression sans cesse croissante de la tuberculose en favorisant les agglomérations, les rapports, les contacts en disséminant les germes et multipliant les chances de contagion par la création d'industries malsaines et sédentaires dans des espaces confinés, elle rend les individus plus vulnérables par les excès, l'alcoolisme, le surmenage (*Distribution géographique de la phtisie pulmonaire.* LANCEREAUX. *Gaz. des hôp.*, 1878.) — Lagneau, d'un autre côté, démontre qu'en 40 ans notre population n'a augmenté que d'un 13e et que ce mouvement irrésistible des campagnards vers les villes a fait accroître la population urbaine de moitié et diminué celle des campagnes d'un 12e. Les statistiques prouvent que plus les agglomérations sont importantes, plus il y a de décès par tuberculose avec maximum à Paris, 45 pour 10.000 habitants. Pour Paris aussi, il y a des différences considérables par arrondissements, qui dépendent du degré d'aisance de leurs habitants et de leur agglomération. 173 décès par 100.000 habitants : VIIIe arrondissement (Elysée) ; 558 décès : XXe arrondissement (Ménilmontant) ; 629 décès : XIVe arrondissement (Observatoire). Marc d'Epine, à Genève, et Drysdale, à Londres, ont fait les mêmes constatations.

Examinons rapidement ce qu'est la mortalité par tuberculose dans l'armée, où les faits de transmission sont si fréquents et si frappants parmi des jeunes gens, robustes pour la plupart, mais vivant en commun, qu'ils ont, avant la découverte du bacille de Koch, constitué le plus puissant argument en faveur de la nature infectieuse et contagieuse de la tuberculose scientifiquement et expérimentalement démontrée par Villemin, dès 1865. Dans les casernes, la mortalité est de 50 pour 10.000 ; dans les troupes d'élite, gardes de Paris, cent-gardes, elle a été jusqu'à 90, et dans l'armée Anglaise elle est montée jusqu'à 123 (*De la Transmission de la phtisie entre époux — leçon de* POTAIN *rédigée par Gaucher. Revue de Médecine*, 1884). Laveran fait remarquer la fréquence de la phtisie parmi les infirmiers militaires, dont la mortalité en 1875 a été de 5,40 pour 1000, tandis qu'elle n'était que de 2,27 pour les autres troupes (*Traité des maladies et épidémies des armées*). La statistique médicale militaire française pour 1890 signale le même fait, Kirchner donne la proportion de 11 pour 1000 pour les infirmiers de l'armée prussienne. Le professeur Kelsch est frappé de ce que, malgré tous les efforts tentés pour diminuer les chances d'infection des soldats de toutes les armées européennes, on voit parmi eux la tuberculose en voie incessante d'accroissement, comme si sa fréquence était en rapport avec l'aggravation des obligations professionnelles imposées aux armées actuelles dans le but d'atteindre la perfection dans le moins de temps possible. Pour lui, cet accroissement serait une preuve positive, bien qu'indirecte, non de la contagion régimentaire, mais de l'importation au régiment par les soldats atteints antérieurement de tuberculose à l'état d'affection latente dissimulée dans les ganglions et qui n'exclut pas la vigueur apparente de la constitution, ni les attributs d'une santé robuste, mais qui se démasque à l'occasion d'une perturbation quelconque, marches, fatigues, coups de froids, etc., etc. (*Quelques réflexions sur la pathogénie des affections tuberculeuses d'après des observations cliniques et anatomo-pathologiques. Bull. de l'Ac. de Méd.*, 1896.)

II

RAISONS DE CETTE IMMUNITÉ FAMILIALE ?

Après ces considérations générales, qui semblent nous éloigner de notre sujet, mais qui étaient nécessaires pour la compréhension des raisons que nous cherchons à établir de cette immunité familiale, nous allons exposer quelles causes nous en semblent les plus plausibles ?

Il est de connaissance vulgaire que les individus robustes et bien nourris, vivant dans de bonnes conditions d'habitations et de professions, sont moins souvent atteints que les sujets affaiblis, débilités par les privations, les fatigues ou les maladies ; mais combien d'exceptions à cette règle, et il faut bien admettre qu'il y a des prédispositions, comme des immunités à l'égard de la tuberculose. Nous avons vu que nous avions affaire à des cultivateurs dont la mortalité générale n'excède pas 15 pour 1000 dans une localité où elle est montée jusqu'à 25 pour 1000 au lieu de 22 pour 1000 qui est celle ordinaire, la mortalité générale des agriculteurs dans différents pays étant d'environ 19 pour 1000. Nos ruraux sont robustes, riches ou aisés, se nourrissent bien, ont de bonnes habitations et sont sobres pour la plupart, autant de raisons qui contribuent à entretenir un terrain résistant, mais là ne sont pas toutes les causes de leur immunité. Dans le problème si complexe de la tuberculose, les difficultés surgissent à chaque pas et nous ne nous dissimulons pas combien il nous est difficile de dégager toutes les raisons plausibles. Ne faut-il pas admettre qu'il y a là surtout une question de milieu intérieur, une question de terrain, une question de bonne hérédité qui fait de nos familles immunisées comme une tribu, issue d'une race spéciale, race bien différente des populations ambiantes auxquelles elle se trouve mêlée ? C'est même à cette réaction vitale, défensive contre la tuberculose, que se reconnaît la tribu de nos non tuberculisables de Saint-Ouen ; c'est à ces attributs réactionnels, à défaut d'attributs organiques, que se reconnaissent nos non tuberculisables, comme se dénoncent des vaccinés quand, sans atteinte de variole, ils frayent avec des varioleux. La dénonciation du terrain réfractaire à la tuberculose est ici purement réactionnelle, tandis que, pour d'autres terrains, héréditaires ou acquis, elle est tellement organique (comme sont les faits suggestifs du professeur Landouzy), qu'elle se reconnaît à des caractères objectifs qui constituent pour le médecin et l'hygiéniste un facies et un habitus dont nous avons à nous soucier au point de vue diagnostique, pronostique et prophylactique.

Les organismes tuberculinés, de façon héréditaire ou acquise, deviennent des terrains qui se dénoncent par des privautés organiques et fonctionnelles reconnaissables. C'est ce que nous apprend Landouzy quand il écrit : « *Quand on songe aux perversions organiques et fonctionnelles qui attendent les enfants procréés par des pères intoxiqués d'alcoolisme ou de saturnisme, on est moins surpris de ce que peuvent devenir les produits de générateurs tuberculeux, on est moins étonné qu'un ovule maternel sain, au contact du plasma spermatique imbibé de tuberculine, puisse être adultéré dans sa substance et sa vitalité.*

De cette copulation morbide (par intoxication tuberculineuse et non par infection tuberculeuse) peuvent résulter des modalités organiques et fonctionnelles imposées au fœtus, telles que celui-ci puisse venir au monde avec une constitution et un tempérament faisant de cet héritier de tuberculeux un être qui par son habitus LYMPHATIQUE *ou* SCROFULEUX *dénoncera son origine. Ni l'habitus ni la constitution de ces manières de dégénérés n'avaient échappé à la sagacité de certains phtisiologues qui faisaient de la tuberculose une diathèse héréditaire : inutile de faire remarquer, en passant, combien peu l'humorisme actuel trouvera à reprendre à cette conception de l'humorisme ancien. Nous aussi, les modernes, nous nous prenons à regarder, autant comme fruit que comme graine de tuberculose, ces sujets au squelette étroit et mince, aux attaches grêles, à la peau fine et molle, aux extrémités graciles, aux doigts allongés, au facies pâle, aux veinosités transparentes, à l'œil porcelainé, aux cils longs, qui forment le gros de l'armée des dégénérés. Dans la foule des dégénérés dont le neuro-arthritisme, l'alcoolisme, la syphilis, le saturnisme, etc., s'entendent à peupler le monde civilisé, les fils de tuberculeux, pour être mêlés, ne sont pas confondus. Dans l'armée des dégénérés ils forment une cohorte reconnaissable entre toutes : leur air de famille, non moins que leur destinée, ne trompe guère un médecin exercé qui reconnaît en eux autant de candidats à la tuberculose. C'est qu'en effet, ils finissent, pour la plupart, tuberculeux : prédestinés à la tuberculose, ils subissent la contagion d'où qu'elle vienne leur organisme autant que leur misère physiologique fonctionnelle héréditaire, les mettent en aptitude morbide. Ces fils de tuberculeux et de tuberculineux, deviennent tuberculeux à leur tour, non plus à la façon de leurs frères bacillisés* AB OVO. *Ceux-ci, ai-je dit, les vrais tuberculeux héréditaires, avaient été procréés, porteurs de graines tuberculeuses, tandis que ceux-là naissent dystrophiques, comme le sont les fils de vieillards, d'alcooliques, de syphilitiques, d'arthritiques renforcés, de neurasthéniques, par altération plasmatique et vitale de l'œuf, laquelle fera de tous ces fils de déchus, des dystrophiques, des infantiles, des dégénérés, des arriérés prédestinés à toutes les déchéances, voués à toutes les contagions, faisant à leur tour souche de neurasthéniques, aussi bien que de phtisiques.*

La clinique nous montre la lignée des tuberculeux sous un aspect tel, que, à la tuberculose, mieux peut-être qu'à toute autre maladie diathésique héréditaire, j'ai pu, avec une variante, faire application du fameux axiome du droit romain chargé de fixer la paternité : pater est quem naturam morbi demonstrant.

Notre axiome renferme une forte part de vérité si l'on comprend l'hérédo-tuberculose sous les deux formes que je disais :

1° Transmission directe du bacille par la mère ou le père bacillisés, d'où manifestations infantiles typiques (infection bacillaire).

2° Transmission d'un état organique et fonctionnel spécial, d'un véritable état diathésique, résultant de ce fait, que cellule mâle ou ovule imprégnés de tuberculine (toxhémie bacillaire) ont reçu de cette imprégnation, une influence dystrophique qui a plus d'une ressemblance avec la dystrophie native étudiée récemment par le professeur Fournier dans l'hérédo-syphilis. La diathèse du fils se fera au contact de la toxhémie maternelle et cet état diathésique tout spécial, fait de tuberculine, constitue une des formes atyphiques de l'hérédo-tuberculose.

Ce n'est pas seulement dans son intégrité organique, dans sa santé et dans son existence, que l'homme, contagionné par la tuberculose, est atteint ; c'est sa descendance qui est entachée, c'est la race tout entière qui est menacée, puisque, alors même que les parents phtisiques ne transmettent pas la graine, ils créent un état diathésique morbide éminemment bacilliphile ; tuberculose en actualité, ou tuberculose en expectative, tel est le lot des fils de phtisiques. (L. Landouzy. *Hérédité tuberculeuse ; hérédité de graine et d'état diathésique, tuberculose héréditaire typique et atypique, hérédo-tuberculose. Revue de Médecine*, 1891.) — Si nous faisons cette citation, c'est qu'elle est en plein afférente à notre sujet et qu'il n'est que juste d'appeler l'attention des médecins sur cette question des terrains héréditaires qui expliquent les prédispositions et les immunités de certains individus comme de certaines races ; c'est que depuis les découvertes microbiennes l'hérédité a été trop dépouillée au profit de la contagion et l'étude des terrains humains si bien exposée par nos anciens a été trop délaissée. (*Dubousquet-Laborderie. Contagion de l'amygdalite aiguë. Soc. de méd. prat. Journal de médecine de Paris*, 1890.)

De même que l'hérédité est trop souvent mauvaise, de même elle peut être bonne aussi, et c'est le cas des familles que nous étudions. Il y a 10 ans déjà, Landouzy disait avec grande raison que : « *Tout en proclamant la part énorme faite à la contagion, il ne faut pas, contrairement à l'enseignement ancien de l'école, que l'hérédité, en matière de tuberculose, après avoir été tout, ne soit plus rien.* » Ailleurs il s'exprime ainsi : « *Parmi les individualités humaines qui font facile et désolant commerce avec la tuberculose, il en est chez lesquels la prédisposition inhérente à la nature et à la somme (qualité et quantité) des composés physiques chimiques (constitution) et dynamiques (tempérament), qu'elles ont apportée en venant au monde est innée. Ces individualités sont les bacillisables de naissance, celles que le bacille menace au seuil même de l'existence ; pour elles, le bacille est vraiment l'ennemi héréditaire. Ici la candidature à l'infection se pose dès la naissance, aussi se comptent-ils ceux des candidats qui échappent à la tuberculose.* (*Congrès pour l'étude de la tuberculose*, 1888.) »

Pour les familles dont nous parlons, il faut renverser ces différentes propositions parfaitement justes du professeur Landouzy et dire que ces familles manquent de prédispositions morbides par voie héréditaire et qu'elles n'engendrent jusqu'à présent que des rejetons difficilement bacillisables et de piètres candidats à la tuberculose.

Il est de tradition dans ces familles que les enfants soient nourris au sein par leurs mères ; aussi les enfants en bas âge présentent-ils une très faible mortalité. Cependant, depuis quelques années, plusieurs de ces familles abandonnent cette saine tradition et envoient leurs nourrissons au loin, ce qui pourrait, avec l'alcoolisme commençant chez quelques parents, comme nous l'avons indiqué plus haut, créer un commencement de déchéance de la race et partant, effacer cette manière d'immunité héréditairement conférée qui fait le sujet de notre mémoire. L'allaitement, donné par des mères saines, indemnes de tares organiques, traditionnel dans cette partie de la population, est pour nous une des grandes causes de son immunité à l'égard de la tuberculose. Dans ces familles qui vivent côte à côte depuis des générations, et qui sont toutes plus ou moins alliées, les mariages consanguins sont extrêmement fréquents, ce qui serait une cause de déchéance si la race n'était pas saine et surtout si elle était tuberculeuse.

Nous avons vu, plus haut, que la tuberculose augmentait de plus en plus avec l'émigration des ruraux dans les villes et avec l'accroissement des agglomérations ; or ces familles n'ont jamais quitté leur pays, ne se sont pas mêlées aux nombreux immigrants dans la localité, soit par des mariages, soit même par relations sociales, leurs habitudes et leurs mœurs différant complètement de celles des nouveau-venus.

Jusqu'à présent elles conservent leur immunité au milieu d'une population qui ne cesse de croître et qui, elle, présente un grand nombre de décès par tuberculose. Déjà en 1889, l'un de nous écrivait à ce sujet : « *Depuis 1883, nous avons cherché à connaître quels étaient les gens qui payaient le plus lourd tribut à la tuberculose et nous avons trouvé une proportion de 78 % pour les gens venus de la campagne, depuis un temps qui varie de 10 ans à 3 mois. Les Limousins, les Bretons, les Alsaciens-Lorrains sont ceux qui fournissent le plus de cas ; les cultivateurs, originaires du pays, et la population depuis longtemps acclimatée restent à peu près indemnes, les cultivateurs tout particulièrement. Nous avons vu une famille alsacienne, composée du père, de la mère et de deux enfants complètement éteinte par la phtisie et la méningite. Depuis six ans nous donnons des soins à une famille bretonne qui était composée du père, de la mère et de 4 enfants ; la mère est morte phtisique, le père est atteint, une fillette de 10 ans a été emportée en quelques jours par une tuberculose à forme de granulie et 3 enfants survivent tous entachés de scrofulose.* » (Dubousquet-Laborderie. *Causes des décès par maladies épidémiques et contagieuses à Saint-Ouen-sur-Seine. Congrès d'hygiène, 1889.*) — Depuis 1889 le père et deux enfants sont morts, de telle sorte qu'un seul membre est survivant à l'heure actuelle de cette famille de 6 personnes !

Il y a 50 ans, la tuberculose était extrêmement rare en Limousin, pays d'origine de l'un de nous ; mais depuis les chemins de fer, qui ont facilité l'émigration de la population de ce pays, composée en grande partie de maçons et de charpentiers, elle y est devenue la maladie dominante. Notre excellent confrère et ami M. le Dr Pontis, de Laurière (Haute-Vienne), qui y exerce la médecine depuis 1851, aux confins du Haut-Limousin et de la Creuse, pays de maçons, essentiellement émigrants, à Paris et dans les grandes villes, pendant les 6 mois de la bonne saison, nous écrivait dernièrement : « *Dans ma longue carrière, j'ai pu constater, à mes débuts, que la tuberculose était extrêmement rare dans nos pays, mais au fur et à mesure que l'émigration vers Paris s'est prononcée, la phtisie a fait de rapides et incessants progrès. J'ai souvent prédit à des familles allant habiter Paris, qu'elles n'y feraient pas long feu, et, malheureusement, je ne me suis jamais trompé. Les femmes surtout y sont atteintes et il est rare qu'une fille, partant en service à Paris, n'en revienne pas au bout de 10 à 15 ans au maximum, pour mourir dans son village d'une maladie de poitrine. Si j'avais pris des notes, je pourrais vous fournir un très grand nombre de cas.* »

Dans l'armée, la mortalité par tuberculose est considérable, comme nous l'avons montré, et tous les médecins militaires sont d'accord à cet égard ; nous avons exposé l'opinion du professeur Kelsch, sur l'importation, mais si l'importation joue un grand rôle, comme le dit cet éminent épidémiologiste, elle ne vient en rien à l'encontre de la contagion, témoins les infirmiers militaires, qui, dans toutes les armées, meurent en plus grand nombre que les autres troupes ; c'est que pour eux la contagiosité *du milieu militaire* se double de la contagiosité *du milieu infirmier*, la profession d'infirmier étant de celles qui fournissent le plus à la tuberculose, comme cela résulte des chiffres fournis par le professeur Landouzy dans l'enquête qu'il vient de faire récemment sur la morbidité et la mortalité tuberculeuse des infirmiers des hôpitaux de Paris, enquête qui lui a permis de démontrer qu'il « *fallait pour le personnel hospitalier parisien compter avec une véritable tuberculose professionnelle, les infirmiers ayant fourni, en dix ans, 599 décès, dont 217 par tuberculose, soit 36,22 %* ». (*Rapport sur le taux par tuberculose, de la morbidité et de la mortalité du personnel hospitalier, pendant ces 10 dernières années, à la commission spéciale instituée à l'effet d'étudier et de déterminer les mesures propres à empêcher la contagion de la tuberculose dans les hôpitaux. Juillet 1896.*)

Quelqu'opinion qu'on adopte, que ce soit celle de l'importation, ou celle de la contagion, ou les deux opinions réunies, il est surprenant que, depuis 1870, sur 72 jeunes gens qui ont fait leur service militaire, dont 7 dans les sections d'infirmiers, pas un n'ait été atteint ! Nous convenons bien que le chiffre de 72 est fort restreint et que sur lui nous ne puissions établir rien d'absolu, mais on nous accordera qu'il faut que la série ait été bien longtemps heureuse, pour que parmi eux aucun germe latent ne se soit réveillé sous l'influence des fatigues militaires et que s'ils eussent été bacillisables il n'y ait eu quelque contagion dans un milieu particulièrement bacillisé, bacillifère et bacillisable. Les faits de tuberculose réveillée ou acquise au régiment sont multiples, et Bergeret d'Arbois en cite un bien typique avec ses ricochets dans un milieu indemne jusqu'alors : une famille de cultivateurs se compose du père, de la mère et de 3 garçons de constitution vigoureuse sans aucune tare héréditaire. L'aîné des fils devient soldat et contracte la phtisie au régiment. Il retourne au village; sa mère le soigne, elle devient phtisique ; le fils cadet, le fils puîné, le père lui-même subissent le même sort et succombent. Le père est soigné par une voisine charitable qui devient phtisique et communique la maladie à son mari !

III

CONCLUSIONS.

On a dit avec beaucoup de raison que la prophylaxie la plus efficace de plusieurs maladies, le choléra, le typhus, la peste, la pelagre, la malaria, etc., était la civilisation avec le bien-être que l'agriculture, le commerce, l'industrie et la science procurent et développent, mais si la civilisation fait diminuer ou disparaître un grand nombre de maladies, elle en propage d'autres comme la tuberculose contre laquelle nous sommes bien désarmés. Mais si la civilisation, pour les raisons que nous avons exposées plus haut, est une cause de dissémination de la tuberculose, elle pourrait aussi, en employant les puissants moyens en son pouvoir, lutter avantageusement contre elle, et nous ne pouvons que répéter ce que le professeur Landouzy a si éloquemment exprimé au Congrès contre la tuberculose : « *Par ces temps de longues discussions sur la dépopulation de la France, il serait opportun de proclamer bien haut que la tuberculose, qu'elle soit héréditaire ou acquise, fait à elle seule pour la dépopulation de la France plus que l'alcoolisme, la syphilis et le malthusianisme réunis. Il serait opportun de proclamer bien haut qu'en France, presque rien encore n'est tenté pour mettre l'homme en garde contre la contagion tuberculeuse, que tout reste à entreprendre à cet égard et qu'en matière de prophylaxie tuberculeuse, la médecine vétérinaire est plus avancée que la médecine humaine. Que quand l'hygiène, par des mesures et des instructions de prophylaxie alimentaire aurait commencé à vaincre la tuberculose infantile acquise, il lui resterait à compter avec l'hérédo-tuberculose dont la prophylaxie, pour impossible qu'elle paraisse, ne saurait être délaissée. La médecine ne doit pas désarmer ; en attendant qu'elle sache guérir la tuberculose, elle doit la prévenir. Il est du devoir de la médecine de parler de prophylaxie, d'hérédo-tuberculose humaine, puisque les vétérinaires ont su réaliser la prophylaxie de l'hérédo-tuberculose animale. Cette prophylaxie, nos petits-neveux la connaîtront peut-être le jour où, prévenus par la médecine, instruits par l'hygiène, ils songeront, à la veille de fonder une famille, à s'inspirer des préoccupations de sélection qui, présidant aux seules procréations animales, n'ont malheureusement rien à voir aujourd'hui dans les unions humaines, alors que pourtant de ces unions viriles ou viciées, doivent sortir des générations saines ou viciées qui feront demain les peuples forts ou dégénérés.* »

De notre travail, il se dégage ce fait clinique très important et qui porte à la méditation, qu'il y a aux portes de Paris, un groupe d'habitants, une tribu réfractaire à la tuberculose ; la graine est cependant semée partout autour d'elle, germant sur le terrain ambiant et respectant le sien ! N'observons-nous pas les mêmes faits en vétérinaire et en agriculture ? Ne voyons-nous pas, dans l'espèce bovine, certaines races beaucoup moins atteintes par la tuberculose que d'autres, par exemple celles du Limousin et de l'Auvergne, la race de Salers particulièrement ? Les moutons d'Algérie ne sont-ils pas réfractaires au charbon ? Les agriculteurs ne se défendent-ils pas contre certaines maladies des récoltes en employant des variétés de plantes plus résistantes à ces maladies ? Si on employait en prophylaxie humaine la sélection qu'emploient les vétérinaires et les agriculteurs, si on développait contre la tuberculose l'énergie qu'on a montrée contre le phylloxera qu'on cherche à détruire d'autorité souvent même contre le gré et l'ignorance des propriétaires, on serait bien prêt d'avoir la victoire et il n'y a pas lieu de traiter de rêveurs et d'utopistes ceux qui parlent de sélection humaine, quand on voit la sélection donner de si beaux résultats entre les mains des vétérinaires et des agriculteurs. Jusqu'à présent, il faut bien l'avouer, les hommes sont moins défendus contre la maladie que les animaux et les récoltes !

Cette sélection volontaire, dont parle le professeur Landouzy, n'est pas malheureusement sur le point d'entrer dans les mœurs, et c'est cependant à elle, exercée involontairement, il est vrai, que les familles, dont nous venons de vous entretenir, doivent à notre avis la plus grande partie de leur immunité. Quant à nous, dans notre communication de 1895 *sur la diminution de la fièvre typhoïde à Saint-Ouen*, incidemment, nous formulions le désir de voir prendre des mesures contre la dissémination de la tuberculose, qui, sous ses différentes formes, reste à un chiffre de décès très élevé, au milieu de la diminution générale de la mortalité. Nous voudrions voir le logement des tuberculeux désinfecté après chaque décès, ce qui supprimerait ou tout au moins diminuerait le nombre immense de germes qui y existent souvent depuis des années et ce qui contribuerait aussi à atténuer la contagion familiale des survivants ou celle des nouveaux locataires. Un commencement de défense s'organise, il est vrai ; sur l'avis trop motivé des médecins des hôpitaux, on songe à créer des hôpitaux d'isolement ; des commissions ont été nommées, des rapports très documentés ont été rédigés, des vœux très sages ont été émis par le Conseil général de la Seine ; mais tout cela n'est pas suffisant. Il faudrait, par des cours publics, des brochures distribuées aux chefs de famille, par voie d'affiches même, instruire la population sur les dangers de la contagion, lui apprendre à désinfecter et détruire les germes contenus dans les crachats au fur et à mesure de leur production. Il faudrait dès l'école inculquer aux enfants ces préceptes de prophylaxie domestique. Il faudrait dans les ateliers, les écoles, les établissements publics, etc., etc., interdire sévèrement de cracher à terre ; enfin, il serait nécessaire de faire à ce sujet l'éducation du peuple. Mais là ne se borne pas encore toute la prophylaxie et il devient nécessaire que des lois encourageant l'agriculture et diminuant les impôts qui frappent les paysans, soient votées et qu'ainsi les ruraux perdent l'habitude de venir dans les villes où les attire l'espoir bien illusoire d'un salaire plus rémunérateur, d'une vie plus facile et plus attrayante. Dans les écoles de campagne il faudrait que les instituteurs instruisissent les enfants sur les dangers qui les menaceront plus tard, s'ils vont dans les villes, et créer un mouvement d'opinion autour de cette question qui intéresse l'individu autant que l'espèce, serait une des manières de servir l'intérêt le plus impérieux, le plus pressant du pays.

BIBLIOTHÈQUE ... R.F.

www.ingramcontent.com/pod-product-compliance
Ingram Content Group UK Ltd.
Pitfield, Milton Keynes, MK11 3LW, UK
UKHW022204190726
13855UKWH00004B/1621

9 782013 480963